AF454691

RAPPORT

SUR LE

CACAO VAN HOUTEN

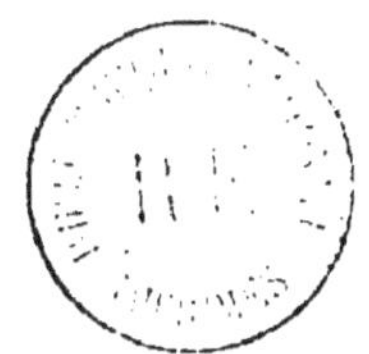

PAR

M. DUJARDIN-BEAUMETZ

MEMBRE DE L'ACADÉMIE DE MÉDECINE, MÉDECIN DE L'HOPITAL COCHIN

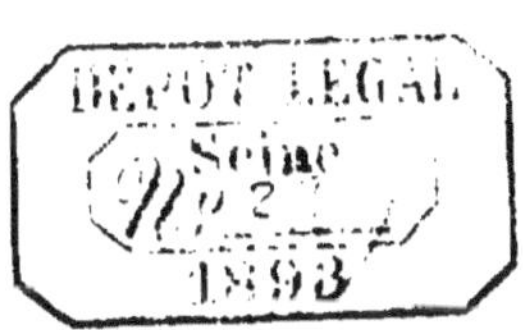

PARIS

IMPRIMERIE ET LIBRAIRIE CENTRALES DES CHEMINS DE FER

IMPRIMERIE CHAIX

SOCIÉTÉ ANONYME AU CAPITAL DE CINQ MILLIONS

Rue Bergère, 20

1893

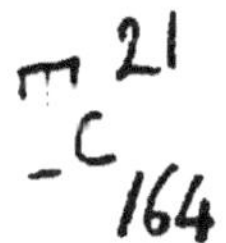

RAPPORT

SUR LE

CACAO VAN HOUTEN

Je, soussigné, membre de l'Académie de médecine, médecin de l'Hôpital Cochin, invité à donner mon avis sur la valeur alimentaire du Cacao Van Houten, formule mon opinion dans les termes suivants :

Après avoir pris connaissance de tous les documents qui m'ont été remis et en particulier des rapports de MM. Bardy, Vincent, Riche et du professeur Brouardel, il résulte que le Cacao Van Houten diffère du Cacao brut naturel par les deux points suivants :

Que l'on a retiré une certaine proportion de beurre de Cacao qu'il renferme et que l'on a augmenté la quantité de potasse qu'il contient :

D'après M. Riche, la différence serait la suivante :

100 p. de Cacao renfermant 50 pour cent de beurre de Cacao.

100 p. de Cacao Van Houten renferment
30 pour cent de beurre de Cacao.

100 p. de Cacao privé de 20 pour cent de beurre renferment
1,83 de potasse.

100 p. de Cacao Van Houten renferment 4,03 de potasse.

Quelles sont les modifications que fait subir ce changement de composition dans les propriétés alimentaires et hygiéniques du Cacao? Pour répondre à cette question, nous suivrons l'ordre adopté par M. le Juge d'Instruction Huet dans l'enquête qu'il a soumise à l'appréciation du professeur Brouardel. Nous examinerons donc successivement les trois points suivants :

1º Si étant donnée la composition du Cacao Van Houten, telle qu'elle résulte de l'analyse de M. l'Expert Riche, ce produit contient des substances nuisibles à la santé?

2º Si ce produit tel qu'il est vendu contient des éléments nutritifs plus ou moins considérables que le produit naturel?

3º Si les modifications apportées dans le cacao naturel par la préparation qu'on lui fait subir pour en faire du Cacao Van Houten rendent ou non ce dernier produit plus facilement assimilable que ne le serait le Cacao naturel?

1ʳᵉ Question. — Cette première question se résume en un seul terme : l'augmentation dans le chiffre dé la potasse que l'on constate dans le Cacao Van Houten constitue-t-elle un danger pour la santé?

Je ferai remarquer tout d'abord que la potasse constitue un élément indispensable à notre nutrition : étant la base alcaline des masses musculaires, tandis qu'au contraire la soude forme la base de l'alcalinité du sang, la potasse est absolument nécessaire à notre nutrition et si l'on venait à la faire disparaître absolument de notre régime, il se produirait des phénomènes morbides auxquels on a donné le nom d'inanition minérale. Nous retrouvons d'ailleurs cette potasse en dehors de sa fixation dans les masses musculaires dans nos excrétions (urine et matières fécales). Dans l'urine, d'après le professeur Gautier (*Cours de Chimie*, t. 3, p. 634 et 594), la quantité de potasse varierait de 2 à 4 gr. par litre. Les cendres des matières fécales en contiendraient de 6 à 18 p. 100.

Cette quantité de potasse que l'on trouve fixée dans l'économie ou éliminée par les urines, l'homme l'emprunte à son alimentation et l'on peut fixer au minimum à 6 gr. par jour la quantité de potasse qu'absorbe un homme adulte avec un régime alimentaire ordinaire.

Ces chiffres résultent des calculs suivants :

La ration ordinaire de l'ouvrier en travail est la suivante :

Pain (1) 1,000 gr.	2 gr. 50 à 2 gr. 70
Pommes de terre 200 gr.	0 » 60 » 0 » 66
(de 0,30 à 0,33 pour cent)	
Viande 500 gr.	2 » 50 » 2 » 70
(0,50 à 0,54 pour cent)	
1/2 litre de vin (1 gr. par litre) . .	0 » 50
	6 gr. 10

Cette quantité de 6 grammes de potasse représente un chiffre minimum qui est grandement dépassé dans la classe aisée, qui prend une alimentation beaucoup

---

(1) Je n'ai pu trouver nulle part le chiffre exact de potasse du pain, et pour l'établir je me suis basé sur les chiffres suivants : d'après Gautier (conférence sur l'hygiène alimentaire, Congrès socialiste 1892) 100 kilogrammes de farine donnent 130 kilogrammes de pain. Le froment renfermerait 0,60 pour cent de potasse. La farine de froment à l'état de cendres renfermerait 31,8 pour cent de potasse et les cendres de froment 50 pour cent de sels de potasse. C'est sur ces trois chiffres que j'ai basé celui de 0,20 de potasse pour 100 grammes de pain. Ce chiffre ne doit pas s'éloigner beaucoup de la vérité.

plus variée; elle pourrait même atteindre, d'après Bunge, le chiffre de 40 grammes de potasse par 24 heures — (faisons remarquer que c'est justement cette classe aisée qui fait usage du cacao Van Houten).

Une fois ce fait acquis que la potasse est utile à l'économie et que l'homme adulte pour réparer les pertes incessantes de potasse qu'il fait en incorpore par sa ration journalière un minimum de 6 grammes, voyons ce que le cacao Van Houten va ajouter à cette ration journalière.

Nous avons dit tout à l'heure que le cacao Van Houten contenait pour cent 4 gr. 0,3 de potasse. Pour faire une tasse de chocolat avec la poudre de cacao Van Houten, il suffit d'une cuillerée à café bien remplie. Cette cuillerée pèse, comme je l'ai vérifié plusieurs fois, exactement 5 grammes, et je suis étonné du chiffre invoqué par le professeur Brouardel qu'il faut 20 grammes de cette poudre de cacao Van Houten. Tous les prospectus enveloppant les boîtes indiquent cette dose d'une cuillerée à café. C'est donc 20 centigrammes de potasse qu'on prend par tasse de cacao Van Houten.

D'ailleurs, si l'on compare, comme l'a fait le professeur Brouardel, la quantité de potasse contenue dans une tasse de chocolat faite avec 40 grammes de chocolat, qui contiendrait 50 pour cent de cacao, à une tasse de chocolat faite avec 5 grammes du cacao Van Houten, on arrive à ce premier résultat. C'est qu'en se basant sur les analyses de MM. Bardy et Riche, la première contiendrait 0,28 grammes de potasse et la seconde 0,20, de telle sorte que l'avantage serait pour la poudre de cacao Van Houten. Mais comparons, si on le veut, les poudres de cacao entre elles, et montrons que, en cette même circonstance, ce cacao ne constitue jamais un danger pour la santé.

La différence entre ces chiffres de 9 centigrammes introduit avec du cacao parfaitement pur et que tous les hygiénistes sont d'accord à considérer comme ayant des propriétés nutritives évidentes et le chiffre de 20 centigrammes renfermé dans le cacao Van Houten constitue-t-elle un élément nuisible à la santé ?

Je réponds absolument par la négative, et cela pour les raisons suivantes : ce chiffre de 11 centigrammes est extrèmement faible, et jamais cette quantité de potasse n'a pu constituer un danger pour l'économie, et cela d'autant plus qu'elle est combinée à d'autres corps.

Sans vouloir prendre parti entre les experts, M. Riche et MM. Bardy, Vincent et un grand nombre de chimistes, le premier affirmant que le cacao Van Houten donne une réaction sensible au papier de tournesol, les seconds soutenant, au contraire, que cette réaction n'existe pas, il faut avouer que si elle existe elle doit être extrèmement faible. Donc, la potasse libre se trouve en quantité absolument infinitésimale dans le cacao Van Houten.

Je dis que cette différence de 11 centigrammes entre les deux poudres de cacao ne peut être nuisible à la santé parce qu'un homme qui boit un verre de vin prend 25 centigrammes de potasse, celui qui boit un verre de cidre ou de bière en prend 30 centigrammes.

Enfin, l'enfant qui boit un verre de lait en prend encore plus. D'ailleurs, aucun accident n'a été jamais observé, de l'avis même du professeur Brouardel, par l'usage prolongé du cacao Van Houten, et c'est une hypothèse gratuite que de considérer ce danger comme possible.

Aussi, pour baser son hypothèse sur des preuves scientifiques, M. le rapporteur invoque-t-il des observations puisées dans la thérapeutique et la médecine légale. Ces observations méritent d'être discutées.

Reprenant des expériences faites autrefois par Magendie, le professeur Bouchard (Bouchard, *Sur les auto-intoxications dans les maladies*, Paris, 1887, p. 60), s'est efforcé de montrer la toxicité de la potasse.

Pour lui, elle serait quarante-quatre fois plus toxique que la soude et il suffirait d'une dose de 3 centigrammes de bicarbonate de potasse par kilogramme du poids vivant pour déterminer, chez l'animal en expérience, des phénomènes convulsifs, et à la dose de 5 centigrammes par kilogramme la mort se produirait, ce qui fait que pour un homme du poids moyen de 60 kilogrammes, il suffirait de 1 gr. 80 de bicarbonate de potasse pour amener des phénomènes convulsifs, et de 3 grammes du même sel pour déterminer la mort.

Ces chiffres sont tout à fait exagérés, et en dehors de ce qui se passe en réalité, et cela résulte du procédé expérimental mis en œuvre par le professeur Bouchard pour juger de la toxicité des substances médicamenteuses. C'est par injection intraveineuse qu'il procède et j'ai montré que si cette méthode pouvait donner des résultats comparables entre eux, on ne pouvait en tirer aucune conclusion pour ce qui a trait à la thérapeutique et à l'hygiène.

Ce n'est pas ici le lieu de discuter cette question de thérapeutique expérimentale dans son entier, je ferai toutefois remarquer que pour ce qui concerne le bicarbonate de potasse et la potasse, à côté de ces doses de 1 gr. 80 et de 3 grammes qui pourraient entraîner, en injections intraveineuses, des accidents convulsifs et même mortels chez l'homme, il existe au contraire un nombre d'observations considérables où ces doses, administrées par la bouche, ont été dix fois et vingt fois supérieures sans jamais provoquer le moindre accident.

Nous avons vu précédemment que l'homme, par son alimentation, introduit à l'état physiologique 6 grammes de potasse par jour au minimum et que cette dose pourrait même aller à 40 grammes, suivant les auteurs allemands. On pourrait m'objecter que cette potasse est combinée avec des aliments et que par cela même on n'a pas les résultats qu'on obtiendrait avec un sel de potasse isolé; mais même sur ce terrain il est démontré que des individus ont pu prendre pendant des années des doses d'iodure de potassium et de bromure de potassium dépassant 10 grammes par jour sans éprouver de cette médication des effets imputables à la potasse.

C'est au contraire l'autre élément, c'est-à-dire le brome et l'iode qui, à ces doses élevées, peut produire des phénomènes toxiques auxquels on a attribué le nom de bromisme et d'iodisme, la potasse n'y jouant aucun rôle.

M. le professeur Brouardel insiste surtout sur le chlorate de potasse et s'efforce de démontrer que ce sel est toxique à doses peu élevées; cependant, tout le monde n'est pas d'accord sur ce point, et en Angleterre un grand nombre de médecins soutiennent que le chlorate de potasse à haute dose est au contraire favorable et qu'il provoque même la sécrétion du lait.

Dans des expériences faites en 1888 à la ferme modèle Albert appartenant au gouvernement de Dublin et dirigée par Sir Charles Cameron et le professeur Caroll sur les vaches laitières auxquelles on administrait trois fois par jour une once (28 gr. 34) de chlorate de potasse, on a vu cette dose de 85 gr. 04 de chlorate de potasse par jour

augmenter dans de très notables proportions la quantité
de lait produit par ces vaches sans provoquer chez elle
aucun accident, j'ajoute que le lait de ces vaches admi-
nistré à des enfants a été parfaitement supporté par eux.
(Harkins, Bull. de Thér. 1892. Tome 124, page 546).

Aussi Harkins de Belfast a-t-il appliqué ces propriétés
galactogènes du chlorate de potasse aux mères et aux
nourrices. Il leur donne trois fois par jour un fluidonce
(28 cc 39) d'une solution d'une once (28 gr. 34) de chlorate de potasse dans 20 fluidonces d'eau (566 cc), ce qui
correspond à une dose de 4,5 gr. de chlorate de potasse
par jour.

Jamais il n'a observé d'accidents et toujours cette médication a été bien supportée par la mère et la nourrice
et n'a jamais déterminé d'accidents chez les enfants allaités
par ces dernières. D'ailleurs ces propriétés galactogènes
du chlorate de potasse sont acceptées par un grand nombre de médecins anglais et en particulier par Sinclair-
Coghill. Ces chiffres de 85 gr. 04 de chlorate de potasse
par jour administrés aux vaches laitières et de 4,60 gr.
chez les femmes nourrices sans accidents, et malgré la
prolongation de la médication, peuvent être opposés aux
chiffres invoqués par le professeur Brouardel qui signale
des accidents mortels chez des enfants aux doses de 3 gr.
04 de chlorate de potasse et même de 1 gr. 75.

En me basant donc sur les faits précités et sur la faible
quantité de potasse 0,20 contenue dans une tasse de cacao Van Houten préparée avec une cuillerée à café de
cette poudre, je déclare que le cacao Van Houten ne
peut être nuisible à la santé. Cette poudre ne serait même
pas nuisible en acceptant le chiffre de 20 grammes de
poudre par tasse invoqué par le professeur Brouardel.

2ᵉ Question. — Le cacao Van Houten tel qu'il est veudu contient-il des éléments nutritifs plus ou moins considérables que le produit naturel?

Par les éléments qu'il contient, le cacao est à la fois un aliment gras, un aliment azoté et un aliment tonique. Voyons donc comment se comporte le cacao Van Houten à ce triple point de vue.

Comme aliment gras, il est certain que le cacao Van Houten est inférieur au cacao naturel, puisque on a retiré 20 pour cent du beurre contenu dans la matière première ; mais le cacao naturel n'est pas comestible à l'état brut.

Comme aliment azoté, si l'on s'en rapporte aux analyses de **M.** Bardy, on serait porté à admettre que les matières albuminoïdes solubles sont notablement augmentées puisque de 3.55 pour 100 que renferme la fève de cacao humide, elles seraient dans le cacao Van Houten de 8.70.

M. Riche, tout en admettant cette augmentation dans la quantité des matières albuminoïdes solubles du cacao Van Houten, soutient que cette augmentation correspond à une altération profonde de ces matières, mais il ne démontre pas que cette altération rend ces matières moins assimilables ; donc, comme aliment azoté, le cacao Van Houten se montre égal, sinon supérieur au cacao naturel.

Quant à la théobromine, toutes les analyses sont d'accord pour montrer que le chiffre de la théobromine n'est pas moindre dans le produit Van Houten que dans le Cacao naturel, il lui est même supérieur d'après les analyses de Bardy et de Vincent, 1.90 à 1.92 pour le cacao Van Houten et 1.30 pour le cacao naturel. La théobromine joue un rôle considérable dans l'action tonique du cacao.

Tirée de la série Xanthique, la théobromine est proche de la caféine puisque, d'après Stricker, la caféine ne serait que de la methylthéobromine. Elle a donc, au point de vue thérapeutique, les mêmes effets que la caféine, elle augmente la tonicité du cœur et produit la diurèse. Si donc on doit rechercher dans certains cas dans le cacao, au point de vue alimentaire, la présence des matières grasses, il ne faut pas repousser son élément tonique dû à son alcaloïde, et, à cet égard, le cacao Van Houten se montre au moins l'égal de la fève de cacao.

Je répondrai à la deuxième question de la façon suivante :

Comme aliment gras, la poudre de cacao Van Houten se montrerait inférieure au cacao brut naturel, s'il était possible de comparer un produit manufacturé à une matière première brute.

Comme aliment azoté, il se montre égal sinon supérieur à la fève de cacao. Enfin comme aliment tonique la quantité de théobromine qu'il contient étant égale et même supérieure à celle du cacao, ses effets toniques sont au moins les mêmes.

3me **Question**. Les modifications apportées dans le cacao naturel par la préparation qu'on lui fait subir pour en faire du cacao Van Houten, rendent-elles ce dernier plus facilement assimilable que ne le serait le cacao naturel ?

Cette questionne en entraîne immédiatement une autre, c'est celle de la digestibilité des substances grasses. Quoique le professeur Brouardel affirme en s'appuyant sur l'opinion de Fonssagrives que le beurre de cacao est facilement asssimilable, on peut soutenir que dans bien des cas sa digestion est difficile et sans invoquer les faits

qui se sont passés pendant le siège de Paris où l'on a
voulu substituer au beurre qui faisait défaut le beurre de
cacao, substitution qui ne s'est pas faite sans inconvénients
pour la digestion stomacale et intestinale; il faut recon-
naître cependant qu'un grand nombre de personnes digèrent et assimilent mal les substances grasses, et puisque
MM, Riche et Brouardel invoquent le lait, je le prendrai
à mon tour comme exemple. Il est certain que les enfants
digèrent difficilement les laits riches en beurre et caséine.
Aussi voit-on aujourd'hui dans le commerce sous le nom
de lait humanisé du lait de vache, dont on a retiré une
partie de la caséine et du beurre pour le rapprocher du
lait de femme. On trouve de plus à chaque instant dans
la pathologie infantile des observations de troubles intes-
tinaux déterminés par la présence d'une trop grande
quantité de beurre ou de caséine, et, dans ces cas, c'est
par une soustraction d'une certaine quantité de ces corps
que l'on rend ce lait assimilable.

D'ailleurs, au point de vue de la digestibilité, ce sont les
aliments gras qui offrent les plus grandes divergences
selon les individus, et ici les habitudes jouent un rôle
considérable et tel esquimau peut ingérer des quantités
énormes d'huile de poisson dont un homme de nos régions
supporte mal une cuillerée à café.

M. Riche, en terminant son rapport, invoque les dangers
du plâtrage des vins pour montrer les inconvénients des
aliments où l'on augmente ainsi la quantité de potasse.
Je ne puis partager son avis, si l'on a combattu l'intro-
duction du sulfate de chaux dans les vins, ce n'est pas
parce que ce corps augmente la quantité de potasse contenue dans le vin, mais parce qu'il introduit un acide
qui amène dans ce liquide la production de bisulfates

alcalins, sels extrêmement acides et qui sont dangereux non par leurs bases mais par leur acidité.

Je réponds donc à la troisième question : les modifications apportées dans le cacao par la préparation qu'on lui fait subir pour le transformer en cacao Van Houten le rendent plus assimilable aux personnes qui digèrent difficilement les subtances grasses.

Signé : Dujardin-Beaumetz.

IMPRIMERIE CHAIX, RUE BERGÈRE, 20, PARIS. — 10490-5-93. — (Encre Lorilleux).

www.ingramcontent.com/pod-product-compliance
Lightning Source LLC
LaVergne TN
LVHW011935170726
843501LV00011BA/4421